A PROPOS DE L'HOMŒOPATHIE

QUELQUES PAGES

D'HISTOIRE MÉDICALE

CONTEMPORAINE

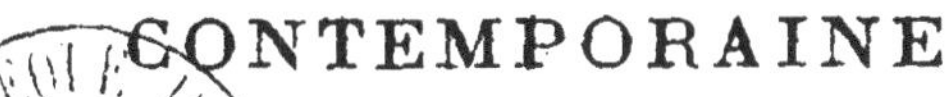

PAR

LE Dr E. ESCALLIER

Ancien interne-lauréat des hôpitaux de Paris

Extrait de l'ART MÉDICAL
(Septembre et Octobre 1864)

PARIS
CHEZ J.-B. BAILLIÈRE ET FILS
LIBRAIRES DE L'ACADÉMIE IMPÉRIALE DE MÉDECINE
19, rue Hautefeuille, 19
1864

A PROPOS DE L'HOMŒOPATHIE

QUELQUES PAGES

D'HISTOIRE MÉDICALE

CONTEMPORAINE

LES INSTITUTIONS HOMOEOPATHIQUES DE CHARITÉ ET D'ENSEIGNEMENT CLINIQUE EN ANGLETERRE. — LUTTE ENTRE LES REPRÉSENTANTS DE L'ANCIENNE ET DE LA NOUVELLE ÉCOLE. — L'HOMOEOPATHIE A L'ARMÉE DES ÉTATS-UNIS.

Je ne viens pas donner ici une énumération des institutions homœopathiques de bienfaisance que renferme la Grande-Bretagne, l'*Annuaire* de MM. Catellan offre le tableau complet de ces institutions déjà nombreuses. Mon but est double : faire connaitre à mes lecteurs des détails qui ne sont pas sans intérêt pour l'histoire de la médecine à notre époque; leur montrer en même temps comment, au sein d'une lutte analogue à celle qui existe chez nous entre les représentants de la thérapeutique traditionnelle et ceux de l'école hahnemannienne, ces derniers sont arrivés à pouvoir opposer à leurs adversaires, sur une échelle naturellement restreinte, des institutions publiques déjà anciennes, honorablement connues, et en voie de prospérité, dans lesquelles les médecins ne se trouvent pas isolés comme chez nous, avec lesquelles enfin l'école est obligée de compter. Puisse ce tableau que je vais essayer de tracer, servir d'exemple, offrir un modèle que des esprits sérieux, et surtout des cœurs charitables, ayant à leur service la fortune et le loisir nécessaires, soient tentés d'imiter!

Les renseignements qui suivent sont tous empruntés au journal *The Monthly homœopathic Review* (janvier à juillet 1864), en particulier aux rapports officiels qu'il renferme, annuels, trimestriels et mensuels.

I

Les institutions homœopathiques de l'Angleterre sont de deux sortes : les hôpitaux et les dispensaires. Les premiers sont peu nombreux, les dispensaires sont, au contraire, multipliés. L'*Annuaire* de MM. Catellan nous en signale 9 à Londres, 56 dans les provinces.

Ces dispensaires se soutiennent généralement depuis un assez grand nombre d'années; ainsi l'origine de celui de Liverpool remonte à 23 ans.

Quelques-uns d'entre eux ont été simplement institués pour donner des consultations (et probablement aussi les médicaments, — les rapports se taisent à cet égard) à titre gratuit, ou moyennant une très-faible rétribution. Un certain nombre joignent aux consultations données à l'établissement les visites faites au domicile des malades alités; un plus petit nombre sont annexés à un hôpital; il y en a un, celui de Liverpool, qui n'attend qu'un revenu plus élevé de son capital financier ou des dons plus considérables pour se transformer en véritable hôpital.

Parmi les dispensaires qui comprennent dans leur institution les visites au domicile des malades, il faut distinguer ceux de Liverpool et de Brighton. Dans cette dernière ville, pendant le premier trimestre de 1864, 2,089 malades ont reçu les soins des médecins de dispensaires, et sur ce nombre, plus de la moitié, 1,239, ont été visités chez eux. A Liverpool, dans le seul mois de mars 1864, il a été donné 2,829 consultations et rendu 424 visites. Le fait et le nombre de ces visites sont importants à noter, parce qu'ils nous montrent que, dans ces villes, et grâce à ces charitables institutions, les bienfaits de la médication homœopathique ne sont pas, comme chez nous, bornés pour les classes pauvres au traitement des maladies chroniques.

Ceci établit une première distinction importante, radicale, avec les établissements de même nature qui existent en France. Le traitement des maladies aiguës échappe à ceux-ci. Une autre différence, non moins importante, qui sépare les institutions charitables des deux pays, c'est l'organisation qui leur sert de base. En France, l'existence de nos dispensaires repose tantôt sur la très-légère rétribution imposée à chaque malade (à moins qu'il n'appartienne au bureau de bienfaisance), tantôt sur la générosité (qui ne peut pas être inépuisable) du médecin et du pharmacien, ou de quelque personne, de quelque société charitable; avouons que ce ne sont pas des bases suffisantes pour des institutions de bien public, et qu'elles laissent beaucoup à désirer au point de vue de la propagation de l'homœopathie et de la médecine charitable. Une exception, la seule au moins que je connaisse, a existé en France : le dispensaire homœopathique de Marseille, grâce à la propagande active et à l'influence du Dr Chargé, pendant qu'il exerçait la médecine dans cette ville, a vécu plusieurs années, soutenu par de fructueuses cotisations annuelles, dirigé avec intelligence par un comité où l'élément *laïque* et l'élément médical vivaient côte à côte et se prêtaient réciproquement appui.

C'est une organisation analogue, plus puissante encore, parce qu'elle est liée aux habitudes déjà anciennes de la fortune et de la charité en Angleterre, qui régit toutes les institutions homœopathiques, dispensaires et hôpitaux dans ce pays. Une seule institution à Paris vit solide et formée d'une manière analogue, mais moins large, c'est le dispensaire de la Société philanthropique.

Une association s'établit entre des personnes bienfaisantes, plus ou moins dévouées à l'homœopathie : des souscriptions sont recueillies entre elles et au dehors, par la propagande charitable à laquelle elles se livrent; un comité d'administration est nommé dans leur sein, avec président, secrétaire et trésorier; on choisit les médecins, chirurgiens et pharmaciens; chaque année les souscripteurs se réunissent en assemblée générale pour entendre le rapport des médecins sur les résultats de service de santé et celui du comité d'administration sur la situation matérielle et financière de l'établissement, pour renouveler les pouvoirs de ce comité, clore le budget de l'année qui s'est écoulée et ouvrir celui de l'année suivante. Ainsi le dispensaire est créé sur une base solide, ainsi il marche au plus grand profit des malades pauvres et de la science. Nulle part dans les rapports on n'exprime qu'une certaine somme d'argent soit exigée des malades pour la dispensation des médicaments : dans quelques-uns, je vois que ceux qui se présentent avec la carte d'un souscripteur attestant leur complète indigence, sont admis seuls à titre entièrement gratuit, les autres sont soumis à une légère rétribution représentant 1 fr. 25 ou 1 fr. 80 par mois. Du reste, au point de vue des frais pharmaceutiques, je citerai la phrase suivante extraite du rapport fait par le comité du dispensaire de Cheltenham : on peut la rapprocher de ce que j'ai dit moi-même, à propos des deux dispensaires homœopathique et allopathique, créés par M. le curé de Saint-Laurent, à Paris : « Les 603 malades qui ont été traités pendant l'année n'ont dépensé que L. 4 (100 fr.) en médicaments; ainsi 561 de ces malades ont été guéris ou soulagés à si bon compte, (*three half pence*), 17 centimes par malade !

Les divers rapports publiés cette année constatent partout l'augmentation croissante du nombre des malades, et naturellement les orateurs stimulent partout la charité de leurs auditeurs. Du reste, en général, les souscriptions suffisent largement au but de l'institution. Ainsi le même rapport du dispensaire de Cheltenham nous dit : « La libéralité dont notre dispensaire a été l'objet nous laisse, après déduction faite de nos dépenses, une somme de L. 91 (2,275 fr.) que le comité a partagée entre les médecins, à titre d'indemnité pour leurs services. » En dehors de ce fait je n'ai pas constaté que les médecins reçussent d'indemnité fixe ou éventuelle, sauf, au dispensaire de Liverpool, celui qui est spécialement chargé de visiter les malades à domicile. Le rapport annuel de l'institution de Brighton, où le nombre des visites rendues est si considérable, n'a pas encore été publié.

Dans le rapport des souscripteurs du grand dispensaire de Liverpool, on est heureux de lire la phrase suivante : « Malgré l'accroissement notable du nombre des malades, votre comité vous annonce avec plaisir que, grâce à la plus stricte économie, il est arrivé à réduire la dette sur le bâtiment au-dessous de L. 70 (1,750 fr.); il espère qu'elle sera éteinte dans le cours de cette année, car deux de nos bienfaiteurs offrent de contribuer pour 250 fr., si d'autres veulent bien suivre leur exemple... »

Le même rapport nous apprend (chose bonne à noter et peu commune en Angleterre) que le conseil communal et le clergé n'ont pas voulu rester étrangers à l'établissement et à l'entretien d'une institution dont l'importance leur est démontrée; car on y lit encore : « Le comité est reconnaissant de la subvention que veut bien lui continuer le Conseil municipal; il adresse aussi ses remercîments au Rév. W. Wright et au clergé de Christ-Church, Evertin, ainsi qu'à la congrégation de Myrtle-Street pour leurs cotisations annuelles. »

La fin du même intéressant rapport de Liverpool nous montre comment on arrive en Angleterre à la création d'un hôpital, en même temps qu'elle fait comprendre toutes les difficultés matérielles qui entravent encore son établissement, même avec une association riche, propriétaire d'un important immeuble et qui compte déjà vingt-trois ans d'existence :

« Si le public voulait bien souscrire pour l'institution des sommes suffisantes pour permettre au comité de placer des lits dans les salles qui ont été édifiées dans ce but, nos médecins pourraient avoir l'œil nuit et jour sur les patients, et ils seraient en mesure d'arrêter plus aisément le progrès du mal dans les cas graves; puis l'établissement deviendrait ainsi une école de clinique homœopathique pour les élèves en médecine, car les résultats ne tarderaient pas à démontrer clairement la supériorité du traitement si simple, dont cette institution a pour but de propager les bienfaits. »

L'organisation médicale du dispensaire homœopathique de Liverpool (hôpital bientôt, il faut l'espérer pour cette importante cité) est la suivante : deux médecins et deux chirurgiens consultants, un médecin et trois chirurgiens, un médecin résidant, un médecin rétribué pour visiter les malades, un dentiste honoraire, deux pharmaciens.

II

Nous venons de voir comment en Angleterre on parvient, non sans difficulté toutefois, à la création d'un hôpital. On comprendra donc aisément que ces établissements ne soient pas nombreux en ce qui concerne l'homœopathie; le plus important est l'hôpital homœopathique de Londres, fondé en 1849 par l'association homœopathique britannique, sous le patronage de S. A. R. la duchesse de Cambridge et du duc de Beaufort. Le président du comité est le comte de Wilton, les vice-présidents, S. Gr. l'archevêque de Dublin, le comte de Albemarle, le comte d'Essex, lord Gray, l'amiral lord C. Page. Le médecin consultant est notre vénérable confrère le Dr Quin, les médecins ordinaires, MM. Hamilton et Russell, les chirurgiens MM. Ayerst et Yeldham, les médecins et chirurgiens accoucheurs, Drs Drury et Leadam.

Le quatorzième rapport annuel du comité d'administration de cet hôpital vient d'être publié (1), je crois qu'on lira avec intérêt l'extrait qui suit :

(1) *The Monthly hom. Review*, n° July, p. 442.

«Depuis la fondation de l'hôpital jusqu'au 31 décembre 1863, 41,481 malades y ont reçu des soins, dont 2,761 ont été traités dans les salles, et 38,720 y sont venus prendre des consultations. Pendant les douze derniers mois, le nombre des malades en traitement a été de 4,247, dont 452 malades internes et 3,795 externes. Ces chiffres constituent une augmentation sur 1862 de 114 pour les premiers et 232 sur les seconds.

Il y a d'autant plus à se féliciter de ce notable progrès dans le nombre des malades de ceux surtout traités dans les salles que, grâce à la libéralité des amis et des soutiens de l'hôpital, l'augmentation de dépense a non-seulement pu être couverte, mais il est resté un excédant de recettes comme en 1860, 1861 et 1862 et l'on a pu ainsi ajouter au fonds de réserve une somme s'élevant à L. 224, 16 s. (5,620 fr.).»

Suit un tableau statistique comprenant la classification nosologique des 452 cas reçus pendant l'année dans les salles avec les résultats du traitement; on y trouve des maladies de toute nature; on constate que le nombre des guérisons complètes s'élève à 202, soit 44 3/4 0/0, les améliorations constatées à 161; 50 sont sortis non guéris, et 22 restent en traitement; le nombre des décès a été de 17, soit 3 3/4 0/0, tandis que dans les hôpitaux généraux de Londres la proportion des décès officiellement constatée est de 7 1/2 0/0. On ne peut que se féliciter évidemment, féliciter l'homœopathie et nos confrères anglais de cet excellent résultat.

Le rapport revient ensuite à la question vitale pour le maintien d'un hôpital, la question d'argent. Le total des sommes reçues pendant l'année 1863 a été de L. 1,920, 1 s. 10 d. (48,001 fr. 74 c.), soit une augmentation de L. 179,12 s. (4,475 fr.) sur la recette de 1862. On compte 61 nouveaux souscripteurs qui ont donné ensemble L. 92, 11 s. (2,314 fr.); le livre des recettes pour le traitement des malades externes nous offre un accroissement analogue; elles se sont élevées à L. 243,6 s. 6 d. (6,085 fr.) contre L. 214, 19 s. (5,374 fr.) en 1862.

Les dépenses de l'année dernière ont été de L. 1,575, 15 s. 8 d. (39,394 fr.) contre L. 1,526, 4 s. (38,155 fr.) en 1862. L'état détaillé des sommes reçues et dépensées se trouve dans les listes et tableaux annexés au rapport.

«Quoique ce rapport soit consacré spécialement à l'exercice 1863, le comité croit devoir faire connaître aux patrons et souscripteurs de l'œuvre, que pendant les premiers mois de l'année 1864 nous avons dû traiter dans les salles plus de 40 malades en sus du nombre de ceux qui ont été traités pendant la période correspondante de 1863. Nous avons reçu entre autres 25 cas de typhus, provenant pour le plus grand nombre du *Field-lane Refuge*. Deux seulement ont succombé à de graves complications. Mais les dépenses nécessitées par cet accroissement de charges ont été si lourdes, que, si les recettes des neuf mois qui restent à courir n'excèdent pas notablement celle des neuf mois correspondants de l'année dernière, notre œuvre de bienfaisance sera sérieusement entravée, et une limite devra être apportée au nombre croissant des admissions. »

Après la lecture de ce rapport, on peut dire, je pense, que l'état de l'hôpital homœopathique de Londres est des plus satisfaisants, et en bon chrétien en même temps que fervent disciple de Hahnemann, je souhaiterais vivement à mon pays et à sa capitale une institution homœopathique de bienfaisance aussi solidement établie, aussi bien dirigée.

Les autres hôpitaux homœopathiques de l'Angleterre sont : ceux de Saint-James, à Doncaster, de Bath et Wilts, de Birmingham. Ces deux derniers ne se trouvent pas dans l'Annuaire de MM. Catellan, qui en revanche nous indique l'hôpital homœopathique métropolitain, à Londres, pour les maladies des enfants, le petit hôpital homœopathique de Manchester ouvert depuis 1850, et l'institution homœopathique de Norwich. Le journal *The Monthly hom. Review* ne nous fournit des détails que sur l'hôpital de Doncaster et celui de Birmingham. Ce dernier est fort petit, puisque le nombre des malades qui y ont été reçus pendant l'année 1863 n'a été que de 59 ; toutefois c'est une augmentation de 16 sur le chiffre de l'année précédente. Sur ces 59 malades, 40 sont sortis guéris ou très-améliorés, 9 soulagés, 3 non guéris (phthisie, mal de Pott, affection organique du cœur), 2 morts (phthisie, scarlatine chez un sujet affecté de maladie organique du cœur); 5 restent à l'hôpital. A côté de ces malades soignés dans les salles de l'institution, 13,554 consultations ont été données, et 946 visites faites à domicile.

Quant à l'hôpital de Saint-James, à Doncaster, il est florissant sous la direction médicale du Dr Dunn, son fondateur, qui depuis onze ans le soutient avec les seuls deniers de la charité. Cet hôpital ne reçoit que les pauvres gens de la ville et des environs, et principalement les ouvriers des ateliers du *Great-Northern-Railway*, qui n'y entrent que pour de graves accidents chirurgicaux ou pour des maladies très-aiguës. Cet établissement hospitalier, le seul dans le pays, a suffi jusqu'à présent avec ses

24 lits, mais on en pourrait mettre presque autant dans une salle qui est restée vide. Les services signalés que rend dans cet hôpital le Dr Dunn, chargé en outre avec le Dr Pope, du service du dispensaire homœopathique d'York, lui ont valu l'estime générale et la position de maire de Doncaster. Une telle situation devait exciter l'envie des autres médecins de la localité, tous ennemis de l'homœopathie; aussi ont-ils senti le besoin de s'unir pour créer à leur tour un hôpital rival, et ils réclament à cet effet du conseil communal une subvention de 1,000 l. st. (25,000 f.). Cette demande rencontre, paraît-il, une forte opposition par ce double motif que l'hôpital Saint-James a suffi jusqu'à présent aux besoins des pauvres, et que d'ailleurs le Dr Dunn fait l'offre à ses confrères de la salle restée vide dans son établissement; mais ceux-ci refusent son offre. En présence de ce qui s'est passé quelquefois en France, c'est le monde renversé.

Dans son rapport annuel (1), après avoir rappelé que ce jour est le 11e anniversaire de l'ouverture de l'hôpital Saint-James, et avoir declaré que cette année *un seul décès* était venu attrister cet asile réservé exclusivement aux maladies aiguës et aux accidents graves (résultat qui nous surprend et dont nous félicitons sincèrement notre confrère), le Dr Dunn ajoute : « L'hôpital est assez vaste pour suffire aux besoins de la localité. Si le nombre des malades n'en est pas plus considérable, ce n'est pas la faute du fondateur, car si je traite par la méthode homœopathique les malades qui viennent y réclamer mes soins, je n'ai jamais refusé, et je continuerai à ne pas refuser aux médecins dont la pratique est différente de la mienne d'entrer avec eux dans les accommodements qu'ils pourraient désirer. Les nombreux amis que compte ici l'homœopathie seraient trop heureux de voir en œuvre les deux médications, côte à côte en quelque sorte et dans des conditions de parfaite égalité; et ce but, si désirable, serait atteint déjà si la vérité était ici seule en cause. » En terminant, notre confrère remercie chaleureusement les lords, ladies et gentlemen qui, sans y être sollicités, ont pourvu généreusement depuis onze années aux dépenses de l'institution, ainsi que les 6,150 malades du dehors qui sont venus pleins d'une confiance qui l'honore, y chercher des conseils, des médicaments ou des soins chirurgicaux.

(1) *The Monthly*, etc., March 1864, p. 178.

III

La rivalité dont il vient d'être question à propos du petit hôpital de Doncaster me conduit à dire quelques mots des rapports qui existent entre les médecins de l'ancienne et de la nouvelle école dans la Grande-Bretagne. Ces rapports ne paraissent pas être plus satisfaisants que ceux qui, en France, éclatent malheureusement au grand jour. Déjà, si j'ai bon souvenir, dans ces dernières années, il a été question, d'une part, de médecins d'hôpitaux obligés d'abandonner leur poste à cause de leurs convictions hahnemanniennes, et, d'autre part, de médecins de l'armée, convertis à l'homœopathie et maintenus dans leurs fonctions par les chefs de corps en dépit des dénonciations et des efforts de leurs bons collègues. Ce qui s'est passé, en 1863, pendant la dernière maladie de l'archevêque de Dublin, que nous avons vu vice-président du comité de fondation de l'hôpital homœopathique de Londres, nous offre un exemple bien suffisant des relations qui *séparent* les praticiens des deux écoles.

Au mois de juin 1862, le journal *The Monthly hom. Review* avait publié une lettre fort énergique de Mgr l'archevêque Whately en réponse à la déclaration d'un médecin annonçant le *veto* lancé par le collége des chirurgiens d'Irlande contre l'homœopathie, le mesmérisme et toute autre forme du charlatanisme médical. La lettre de S. G. était une condamnation énergique de ce qu'il appelait « *a detestable act of tyrany.* »

Au mois de février 1863, l'archevêque fut atteint de gangrène sénile; le Dr Scriven, son médecin, dut faire connaître à ses amis la gravité de sa position, et ceux-ci, suivant l'usage, pressèrent le malade de voir un chirurgien en réputation à Dublin. Il y consentit avec beaucoup de peine et en y mettant cette condition expresse que le chirurgien, le Dr A., ne serait appelé à le visiter qu'en présence du Dr Scriven. A la demande, qui lui fut adressée dans ce sens, le Dr A. répondit ainsi qu'il suit à notre confrère : « M. A. présente ses compliments au Dr Scriven, et en réponse à sa lettre qu'il vient de recevoir, attendu que S. G. l'archevêque de Dublin a décidé de ne point consulter de chirurgien hors de la présence du Dr Scriven, regrette de ne pouvoir accepter une condition qui serait une violation directe de la récente décision (*ordinance*) du collége des chirurgiens d'Irlande, décision que M. Scriven ne doit pas ignorer.» Quand l'archevêque eut reçu communication de cette lettre, il s'empressa de faire écrire au Dr Scriven : «Sa Grâce est l'ennemie de toute espèce de tyrannie; elle désire que vous continuiez à diriger le traitement comme vous l'entendrez ; elle ne doute pas de son heureuse issue.»

Mes lecteurs sont maintenant édifiés sur l'esprit de tolérance qui anime nos confrères de l'ancienne école de l'autre côté de la Manche. L'article qui suit va leur montrer qu'il en est à peu près de même de l'autre côté de l'Atlantique.

IV

Le Dr Franklin, de Saint-Louis (Missouri), praticien homœopathe bien connu, qui a été attaché à l'armée des États-Unis pendant une des plus sanglantes périodes de la guerre actuelle, a communiqué au *North american Journal* quelques résultats intéressants de sa pratique dans les hôpitaux militaires.

« L'admission d'un homœopathe n'eut pas lieu sans une vive opposition de la part du chirurgien Decamp, président du comité médical du chef-lieu. Mais la necessité fit temporairement taire l'intolérance, et le Dr Franklin accompagna le régiment envoyé à Springfield. » Je passe sous silence la première partie de la relation exclusivement chirurgicale, et qui offre peu d'intérêt.

Au mois de septembre 1861, il reçut le titre de chirurgien de la brigade des volontaires et fut, au mois d'octobre suivant, chargé en chef du service de l'hôpital général à Mound-City, vaste établissement situé sur les bords de l'Ohio et disposé pour recevoir aisément 1,000 malades; plus tard, on y éleva d'autres corps de bâtiments de façon à pouvoir en admettre 1500. C'est là que furent transportés les blessés après les sanglantes batailles de Belmont, Donelson, Shiloh et Hatchie, ainsi que les fiévreux fournis par plusieurs divisions de l'armée.

Un tableau-rapport bien détaillé présente la statistique complète et les résultats généraux du traitement des malades et des blessés qui furent envoyés dans l'hôpital de Mound-City depuis le mois de novembre 1861 jusqu'au mois de novembre 1863 inclusivement. Dans cet espace de 13 mois on reçut 4,868 malades : parmi eux se trouvaient les hommes les plus grièvement blessés, et quelques-uns horriblement mutilés à la suite des batailles que nous avons citées, et de plusieurs engagements sur mer comme aussi les marins brûlés de la cannonière *Essex*, etc. Or le nombre des décès, dans des circonstances pathologiques aussi graves et sur une aussi grande quantité de blessés, n'a été que de 612, soit 7 1/2 0/0, c'est-à-dire un chiffre de beaucoup inférieur à celui de la mortalité reconnu dans les hôpitaux militaires.

A la suite de ce tableau, le Dr Franklin nous donne les résumés statistiques empruntés aux rapports officiels sur les hôpitaux militaires de la ville de Saint-Louis, tels qu'ils ont été dressés par la commission sanitaire de l'Ouest ; il fait observer avec raison que ces hôpitaux, situés au chef-lieu et attentivement surveillés par une commission *ad hoc*, étaient abondamment pourvus, soit au point de vue du service médical, soit au point de vue des ressources matérielles de toute nature, et que, d'autre part, les soldats admis dans ces établissements étaient ceux dont les blessures moins graves avaient permis leur translation à une assez grande distance des scènes de carnage dont Mound-City était beaucoup plus rapprochée.

Or voici les résultats généraux que donne, au point de vue de la mortalité, le rapprochement des tableaux statistiques relatifs à ces divers hôpitaux.

TRAITEMENT OFFICIEL.

	Malades traités.	Morts.	
City General Hospital.	6,391	925	14 1/2 0/0
Good Samaritan Hospital.	2,127	248	12 4/10 0/0
Jefferson Barracks Hospital.	6,412	739	11 1/2 0/0
Lawson Hospital.	809	209	25 3/10 0/0
Military Prison Hospital.	1,162	231	14 7/10 0/0

TRAITEMENT HOMŒOPATHIQUE.

Mound City Hospital.	8,078	612	7 5/10 0/0

« Il est juste d'ajouter, dit le Dr Franklin, que le traitement des malades de l'hôpital de Mound-City n'a pas été et n'a pu être, pour des raisons faciles à comprendre, entièrement homœopathique. Si j'avais eu l'autorisation d'appeler à me seconder des médecins homœopathes au lieu des chirurgiens engagés que m'imposait le directeur médical du district, je ne doute nullement que le chiffre de la mortalité ne fût tombé au-dessous de 6 0/0. Je puis l'affirmer d'après l'expérience assez longue que j'ai maintenant acquise du traitement dans les hôpitaux militaires. Pour confirmer cette assertion, je dois ajouter qu'une salle entière fut consacrée au traitement de tous les cas déclarés, après consultations et d'un avis commun, désespérés. Ces cas restèrent soumis exclusivement à la médication homœopathique, et, en sus de mes autres occupations, je pris la direction spéciale du traitement, aidé de deux praticiens homœopathes, les Drs Pratt et Wales. Le résultat fut que 30 0/0 de ces malades déclarés hors d'espoir par les confrères réunis se rétablirent avec la médication homœopathique. Si grande, si complète fut la victoire qu'elle s'ébruita au dehors et finit par amener mon éloignement de l'hôpital. La lettre suivante me fut adressée par le chirurgien H.-R. Wirtz, directeur médical du département du Tennessée (5 novembre 1862) :

« Monsieur, on m'a rapporté qu'un médecin engagé dans votre hôpital, du nom de Pratt, je crois, est un homœopathe. Veuillez vérifier le fait, et, s'il en est ainsi, m'en aviser afin que son engagement soit immédiatement annulé. »

« En recevant ce précieux document, j'en fis connaître le contenu au Dr Pratt, qui envoya immédiatement sa démission. Peu de jours après j'étais relevé de mes fonctions, et recevais l'ordre de me rendre à Cairo sans délai. Mon seul regret en quittant l'hôpital fut pour mes pauvres soldats. »

Après avoir relu l'analyse que j'ai essayé de faire de quelques documents, trop peu nombreux, relatifs à l'exercice public de la méthode homœopathique appliquée spécialement au traitement des malades pauvres en Angleterre et en Amérique, je me crois en droit d'établir les faits suivants comme démontrés :

1° En Angleterre, comme aussi aux État-Unis (v. l'*Annuaire* Catellan), dans un grand nombre de villes, les malades pauvres peuvent demander à la médication homœopathique le traitement gratuit, non-seulement des maladies chroniques, mais des affections aiguës; ces dernières sont traitées dans quelques hôpitaux, mais beaucoup plus souvent au domicile des malades.

2° Les dispensaires et hôpitaux sont solidement établis, la plupart depuis plusieurs années, sous un puissant patronnage et sur la base de l'association, soutenus par des souscriptions annuelles, dirigés par un comité d'administration qui fait connaître chaque année la situation financière de l'établissement et les résultats obtenus.

3° Les rapports constatent que partout le nombre des malades augmente et le taux des souscriptions s'élève; le chiffre de la mortalité est notablement inférieur à celui des autres établissements analogues.

4° La même infériorité dans la proportion des décès s'est montrée aux États-Unis dans le grand hôpital militaire qui, pendant plus d'un an, et dans une des plus sanglantes périodes de la guerre qui désole l'Amérique, a été placé sous la direction d'un médecin homœopathe.

5° A côté de ces résultats satisfaisants, il est fâcheux d'avoir à enregistrer, en Angleterre et aux États-Unis, la même intolérance médicale qu'en France de la part des médecins de l'école officielle, la même entente pour repousser, dans leur orgueilleuse ignorance, l'étude de la réforme de Hahnemann, pour défendre tout rapport avec ses disciples, qu'ils affectent de confondre avec des sectaires du charlatanisme médical.

6° Nous devons pourtant penser que la faculté, dont nous n'avons pu jouir en France jusqu'ici, de faire constater officiellement, dans des établissements publics, les résultats comparatifs de l'emploi des deux méthodes thérapeutiques, devra plus promptement amener, en Angleterre et en Amérique, la cessation de la lutte et une fusion que *l'Art médical* n'a cessé d'appeler de tous ses vœux.

ENSEIGNEMENT HOMOEOPATHIQUE AUX ÉTATS-UNIS D'AMÉRIQUE. — UN TRAVAIL ENTACHÉ D'HOMOEOPATHIE DEVANT LA SOCIÉTÉ DES SCIENCES MÉDICALES DE BRUXELLES.

I

En opposition à la lutte que nous avons eu le regret de constater aux États-Unis, comme elle existe en Europe, nous sommes heureux de pouvoir montrer presque aussitôt ce que peut produire, au sein même de cette lutte, un élément que nous n'avons pas encore eu le bonheur de connaître en France sous aucun régime, la liberté de l'enseignement supérieur.

La *Revue homœopathique américaine* nous apporte le programme des cours qui seront professés pendant le premier semestre de l'année 1864-65 au collége médical homœopathique de Pensylvanie, lequel compte déjà dix-sept ans d'existence.

L'administration de cette faculté de médecine homœopathique, à Philadelphie, est dévolue à un président ou doyen, le Dr John Kennedy, un secrétaire et un trésorier, auxquels sont adjoints quatre conseillers.

Voici le programme des cours, et les noms des professeurs qui en sont chargés :

Thérapeutique générale et spéciale : HÉRING.
Matière médicale : LIPPE.
Accouchements, maladies des femmes et des enfants : GUERNSEY.
Pathologie spéciale : RAUE.
Anatomie normale et pathologique : WILSEM.
Physiologie et pathologie générale : HEERMANN.
Chirurgie : STARKEY.
Chimie : HEERMANN.
Prosecteur : BAKER.

Ce dix-septième rapport (*Seventeenth anual Annuncement*) du Collége médical homœopathique ajoute que de nombreuses gravures, des dessies, des préparations chimiques et anatomiques, une belle bibliothèque, sont à la disposition des élèves.

Des malades, suffisamment nombreux, sont le sujet de leçons cliniques régulières, en dehors des cours purement théoriques.

Cette institution médicale est autorisée à délivrer des diplômes.

Rappelons qu'en outre de ce collége médical à Philadelphie, l'*Annuaire homœopathique* de MM. Catellan nous en fait connaître un autre semblable à Cleveland (*Ohio*) pour les États de l'Ouest.

Le même annuaire nous fait connaître aussi l'existence de quatre hôpitaux, et probablement ce ne sont pas les seuls dans la libre Amérique.

Dans la première partie de ce travail, je n'ai pas eu l'occasion de montrer comment les travaux des médecins de la nouvelle école sont accueillis par les Académies ou les diverses sociétés plus modestes qui font chaque année appel aux membres du corps médical dans l'intérêt, dit-on, du progrès scientifique. Depuis assez longtemps, en France, les disciples de Hahnemann ont dû s'abstenir de répondre à ces appels devant une implacable, une injurieuse hostilité. Personne n'ignore comment l'Académie impériale de médecine a refusé d'accepter l'envoi qui lui fut fait de l'*Art médical* par le regretté fondateur de cette feuille, quoique ses hautes capacités parfaitement connues, ses titres nombreux recueillis dans les concours et dans la presse, et enfin sa position de médecin des hôpitaux, lui donnassent tous les droits possibles à un accueil même reconnaissant ; on ne lui fit même pas un honneur, qui n'est pas refusé au plus mince folliculaire. « *Pessima medicorum*.... »

Je n'aurai donc rien de nouveau à constater en France, mais, en Belgique, où l'on pouvait compter sur une certaine tolérance scientifique, surtout après ce qui s'était passé au congrès homœopathique de Bruxelles, en 1856. On n'a sans doute pas oublié les nobles paroles prononcées à l'ouverture de ce congrès par l'honorable M. Fallot, président de l'Académie de médecine de Belgique, répondant d'une manière à la fois gracieuse et digne à l'invitation que lui avaient adressée les organisateurs du congrès. Mais il paraît que l'intolérance a marché depuis, grâce sans doute aux progrès incessants de la pratique hahnemannienne dans toute la Belgique.

Voici en effet les intéressants détails que nous donne une lettre publiée dans le *Journal du dispensaire Hahnemann*, de Bruxelles (n° du 15 mai 1864), sur la séance de la *Société des sciences médicales et naturelles*, tenue dans cette ville le 1er février. Cette lettre est adressée au rédacteur, M. le Dr Mouremans.

« Tout l'intérêt de la séance s'est concentré sur le rapport présenté par M. le Dr Janssens, au nom de la commission chargée d'examiner les mémoires envoyés, en 1862, au concours pour la question de médecine, de chirurgie ou de toxicologie, *au choix*..... Un homœopathe (1) avait présenté un mémoire intitulé : *Propriétés pathogénétiques et thérapeutiques de l'iodure de soufre soluble.* C'était l'occasion ou jamais, pour la société qui s'intitule pompeusement *Société des Sciences médicales et naturelles de Bruxelles*, d'examiner cette doctrine nouvelle qui a fait tant de progrès en si peu de temps, et qui est déjà parvenue à produire une révolution presque complète dans la pratique médicale. Une *Société des sciences médicales* ne peut négliger aucune des branches de cet arbre toujours fertile, et qui produit sans cesse de nouveaux fruits, qu'on appelle la médecine. La science et la vérité peuvent se trouver dans tous les camps, elle peut être même chez vos adversaires. Sachons profiter de l'expérience et du travail de tous. Esprits simples que vous êtes ! La *Société des Sciences médicales* a bien autre chose à faire qu'à examiner vos billevesées homœopathiques, et vos globules à la dix millionième puissance. Elle a répondu a l'auteur inconnu du mémoire présenté par une exception que les gens de loi appellent un déclinatoire.

« Écoutons le rapporteur : — « Comme nous l'avons dit au commencement de notre rapport, — ainsi s'exprime M. le Dr Janssens, — ce mémoire n'est en quelque sorte qu'un simple procès-verbal d'expériences pathogénétiques entreprises par l'auteur sur lui-même et suivies de quelques observations cliniques sur l'emploi de l'iodure de soufre administré à l'intérieur. Hâtons-nous d'ajouter qu'il est conçu et rédigé d'un bout à l'autre selon l'esprit de la médecine homœopathique, et que toutes les expériences qui s'y trouvent relatées ont été entreprises suivant les

(1) Nous pouvons dire ici que l'auteur de ce mémoire est un de nos honorables confrères des départements, M. le Dr Prié (des Riceys), qui n'avait pas pris la qualification d'homœopathe. (*Note du rédacteur.*)

errements hahnemanniens, et avec des doses tellement minimes qu'aucun praticien, même le plus timoré d'entre les allopathes, ne croirait pouvoir en obtenir des effets physiologiques ou curatifs appréciables.

« Pour ces motifs, votre commission s'est crue autorisée à exciper de son *incompétence*, en exprimant le regret que l'auteur se soit trompé d'adresse en envoyant à notre Société un travail qui ne saurait être *sérieusement* examiné et discuté à fond que par ses coreligionnaires scientifiques, en vertu du principe dogmatique des similitudes. *Similes a similibus... judicentur.* » —

« Voilà qui est clair et s'appelle parler. Aveugle partisan d'Hahnemann, vous vous êtes trompés d'adresse; vous avez cru envoyer votre mémoire à une société *sérieuse :* erreur profonde. Ces graves et savants docteurs ont bien autre chose à faire que de s'occuper du progrès de la science et de vos expériences. Vous avez beau leur dire : Voilà des faits, examinez-les, discutez-les; nous vous invitons à la discussion. — Donnez-nous la paix, répondent-il, nous ne connaissons pas votre doctrine, nous ne voulons pas l'examiner : *Non possumus!* Vos expériences faites sur vous-même, faites sur vos malades, chimères! vos cures, billevesées! *Similes a similibus judicentur!* Restez chez vous, et laissez-nous dans le repos de notre orgueil et de notre foi! Nous sommes *incompétents* quand il s'agit du progrès de la science médicale, nous sommes incompétents quand il s'agit d'une doctrine nouvelle, qui demande un travail incessant, des veilles continuelles, une observation de tous les jours. Nous aimons mieux notre science toute faite, stationnaire comme celle de la Chine, immobile comme une borne!

« C'est parfait; nous savions cela, mais jamais, nous l'avouons, nous n'avions trouvé tant de crudité, tant de cynisme dans vos dédains. Votre incompétence n'est que l'excuse de la paresse, l'aveu de votre impuissance; c'est pour vous le *doulx oreiller* du scepticisme.

« Dans cette circonstance, M. le Dr. Janssens s'était conduit en enfant terrible de la doctrine allopathique. Séduit par le trait d'esprit qui termine son rapport, il avait laissé échapper un aveu compromettant. Comment! se disaient les pères conscrits de la viellle école, comment! nous sommes incompétents! Quelle erreur! Nous savons tout, nous avons la science infuse et à nous seuls, nous sommes l'Église hors de laquelle il n'y a point de salut, nous avons le monopole de la vérité, du progrès et de la guérison. Il faut rappeler à la raison ce jeune rapporteur qui s'égare.

« Aussi vit-on M. le Dr Crocq se hater de prendre la parole. M. Crocq.

l'incarnation de l'antique pharmacie, ne pouvait digérer l'incompétence de la *Société des Sciences médicales* : elle lui faisait l'effet d'une amère potion.

— « Le rapport de M. Janssens dit-il, est très-bien fait, très-clair très-concluant. Cependant, il dit, à propos d'un mémoire écarté du concours, une chose dont je ne suis pas entièrement satisfait. Il dit que la Société est incompétente pour juger ce mémoire, parce qu'il est conçu dans le sens de la médecine homœopathique. Je ne reconnais nullement cette incompétence, pas plus que je ne l'accepte pour la Société. » — « Vous attendez peut-être qu'après ce bel exorde M. Crocq va discuter le mémoire et les principes de l'école d'Hahnemann. Vous croyez qu'il va vous faire l'honneur d'examiner votre doctrine. Vous n'y êtes pas. M. Crocq se déclare *compétent*, mais compétent pour vous dire qu'il ne connaît ou plutôt qu'il ne reconnaît pas la doctrine d'Hahnemann Écoutez :

— « Si les expériences dont parle l'auteur, continue M. Crocq, ne nous apprennent rien, si elles partent d'un point de vue faux, tant sous le rapport philosophique que sous le point de vue expérimental, nous sommes pourtant aptes à les juger : elles sont de notre compétence. Il y aurait même un certain danger à dire que nous ne sommes pas compétents (recevez la mercuriale, M. Janssens, cela vous apprendra à faire de l'esprit); ce serait faire à l'homœopathie une concession que nous ne devons pas lui faire; nous ne pouvons pas accepter *en quelque sorte* l'homœopathie comme science; nous ne pouvons pas patronner l'introduction d'une chaire d'homœopathie dans les universités, comme le voulait une pétition adressée à la législature il y a deux ans, et sur laquelle l'Académie de médecine a été chargée de faire un rapport. Cette pétition n'avait d'autre but que d'obtenir une chaire dans chaque université de la Belgique, sous le prétexte que la médecine allopathique était parfaitement incompétente pour juger du mérite de la médecine homœopathique. Il ne faut en aucune façon donner prise à ces Messieurs : il ne faut pas leur permettre de dire que nous reconnaissons notre incompétence en cette matière ! » —

« Ainsi parla M. Crocq : Nous sommes compétents pour apprécier la doctrine hahnemannienne, nous sommes capables de la juger. — Soit; examinez-la. Il s'en garde bien le grand docteur. « *Ce serait faire à l'homœopathie une concession ; nous ne pouvons accepter l'homœopathie comme science.* » Donc vous ne la connaissez pas, donc vous ne l'avez pas étudiée, vous, Monsieur Crocq, membre de la *Société des Sciences médicales.*

Et pourtant vous avez la prétention de la juger ; vous vous déclarez compétent pour connaître du débat, vous morigénez vertement ce pauvre M. Janssens, assis tout confus sur sa chaise curule ! Vous ne pouvez faire des concessions à la doctrine d'Hahnemann ; elle s'en passera. Elle n'a pas demandé votre permission pour exister ; elle n'a pas sollicité votre octroi pour ouvrir des dispensaires, guérir des malades souvent incurables pour vous, triompher de vos embûches, sortir victorieuse de vos procès : elle existe par elle-même, et ne réclame rien que la liberté d'être discutée et comprise ; elle n'appelle de vos arrêts qu'à des hommes non prévenus, désireux de science, et non à des esprits orgueilleux qui rejettent systématiquement tout progrès, du moment où il n'est pas le résultat de leur travail ou de celui de leurs amis. Et pourquoi ces fureurs et ces dédains pour la doctrine d'Hahnemann ? ici va percer le bout de l'oreille. « — Nous ne pouvons patronner l'introduction d'une chaire d'homœopathie dans les universités. » — Voilà le grand mot lâché ; voilà tout le secret de la comédie. C'est la crainte de voir cesser le monopole allopathique qui arme les adversaires d'Hahnemann, c'est l'intérêt de boutique et non celui de la science qui les guide. Ils ont peur de la doctrine nouvelle, ils voudraient étouffer entre deux oreillers cette science qu'ils ne connaissent pas, ne veulent pas connaître, et qu'ils ont pourtant la prétention de juger en se disant compétents.

« Est-elle assez bouffonne cette mémorable séance du 1er février, tenue par la *Société des Sciences médicales et naturelles de Bruxelles* ?

« Non, il manque encore un dernier incident, et celui-ci est d'un comique parfait. Honteux de la leçon reçue de ce grand maître, de l'ex-pourfendeur de l'Académie, M. Janssens a voulu se justifier aux yeux de ses amis. Il a demandé à expliquer le mot *incompétence* qui se trouve dans son rapport. « En me servant de cette expression, dit-il, j'ai voulu dire qu'aucun d'entre nous ne se sent doué de cette foi robuste qui semble être l'apanage exclusif des homœopathes sincères, et qui pourtant serait indispensable à quiconque voudrait contrôler et répéter les expériences décrites par l'auteur du mémoire. » — Puis suit une digression sur les doses infinitésimales, et enfin M. Janssens termine sa confession par ces humbles paroles : — « Du reste, je le répète, l'observation de M. Crocq est juste, et je suis prêt à modifier l'expression dont je me suis servi, si la Société juge que mes explications n'ont pas suffi pour bien en établir la portée. » —

« Tout ce pathos, traduit en langue vulgaire, signifie que M. Janssens maintient qu'il est incompétent, parce qu'il ne croit pas à la puissance ni à la valeur curative des globules homœopathiques; mais qu'il est cependant compétent, parce que M. Crocq trouve qu'il y a du danger à *avouer* qu'on est incompétent en matière médicale quand on est médecin. — Trouver de la compétence et de l'incompétence dans le même juge est une qualité rare, mais que M. Janssens a trouvé moyen de posséder cependant.

« Qu'ils se rassurent, ces Messieurs : le lot échu à l'homœopathie n'est pas brillant; mais tel qu'il est vous l'avez accepté, Monsieur le docteur; vous et vos disciples vous n'avez pas failli à la tâche, et vous avez su vaillamment combattre pour votre doctrine. Regardez autour de vous et soyez heureux en voyant votre œuvre. Vos dispensaires prospèrent et fleurissent, non-seulement à Bruxelles et à Anvers, mais à Bruges, Tirlemont, Mons, Arlon et jusqu'aux dernières extrémités de notre pays. Que vous font dès lors les détracteurs de votre école? Quel besoin avez-vous de leurs concessions? Continuez votre *œuvre*, mettez de nouveau la main à la charrue; travaillez, et que les jeunes disciples que vous formez recueillent les leçons que votre expérience vous permet de leur donner. »

Cette lettre est un peu vive peut-être, mais personne ne contestera la logique et le bon sens qui y règnent : son auteur n'est pas médecin; ses raisonnements dans ce cas n'en ont que plus de valeur, et je suis convaincu que cette opinion serait celle de tous les gens consciencieux et des esprits éclairés qui auraient sérieusement étudié la question; elle sera l'opinion publique quand l'opinion publique, à son tour, aura été suffisamment éclairée.

J'espère que cette petite esquisse d'histoire médicale contemporaine, à propos de l'homœopathie, aura au moins mis en lumière les deux faits qui suivent.

D'une part, la doctrine de Hahnemann a été depuis plus de trente années et est chaque jour soumise à une vérification publique : 1° dans de nombreux dispensaires en tous pays, 2° dans un certain nombre d'hôpitaux en Allemagne (1), en Angleterre et en Amérique; des ouvrages mul-

(1) Voir les intéressantes études du Dr Gallavardin sur l'*Enseignement clinique* en Allemagne.

tipliés sur cette doctrine ont été publiés dans toutes les langues; des journaux périodiques en tous pays recueillent incessamment les travaux, les faits et les discussions des médecins qui la pratiquent; enfin, loin de se réfugier dans l'ombre, ces médecins font incessamment appel, dans leurs sociétés et leurs journaux, à la discussion et la lumière.

D'autre part, les médecins de l'école officielle, non-seulement se refusent à une vérification qui leur serait facile et que, je ne crains pas de le dire, le devoir leur impose, non-seulement ils s'abstiennent de lire les ouvrages et journaux qui traitent de la médication homœopathique, d'assister aux discussions des médecins qui la pratiquent et surtout de suivre les cliniques où la méthode est à l'œuvre; mais leurs sociétés et leurs académies ferment injurieusement leurs portes à tout travail et a tous médecins soupçonnés d'être entachés d'homœopathie ; elles affectent de confondre l'homœopathie avec les formes les plus viles du charlatanisme médical, et, comme conséquence, un grand nombre interdisent à leurs membres tout rapport professionnel avec les disciples de Hahnemann.

Voilà la situation nette : que l'on juge.

PARIS. — IMPRIMERIE DE A. PARENT, RUE MONSIEUR-LE-PRINCE, 31.

www.ingramcontent.com/pod-product-compliance
Ingram Content Group UK Ltd.
Pitfield, Milton Keynes, MK11 3LW, UK
UKHW012133240726
13965UKWH00005B/2144